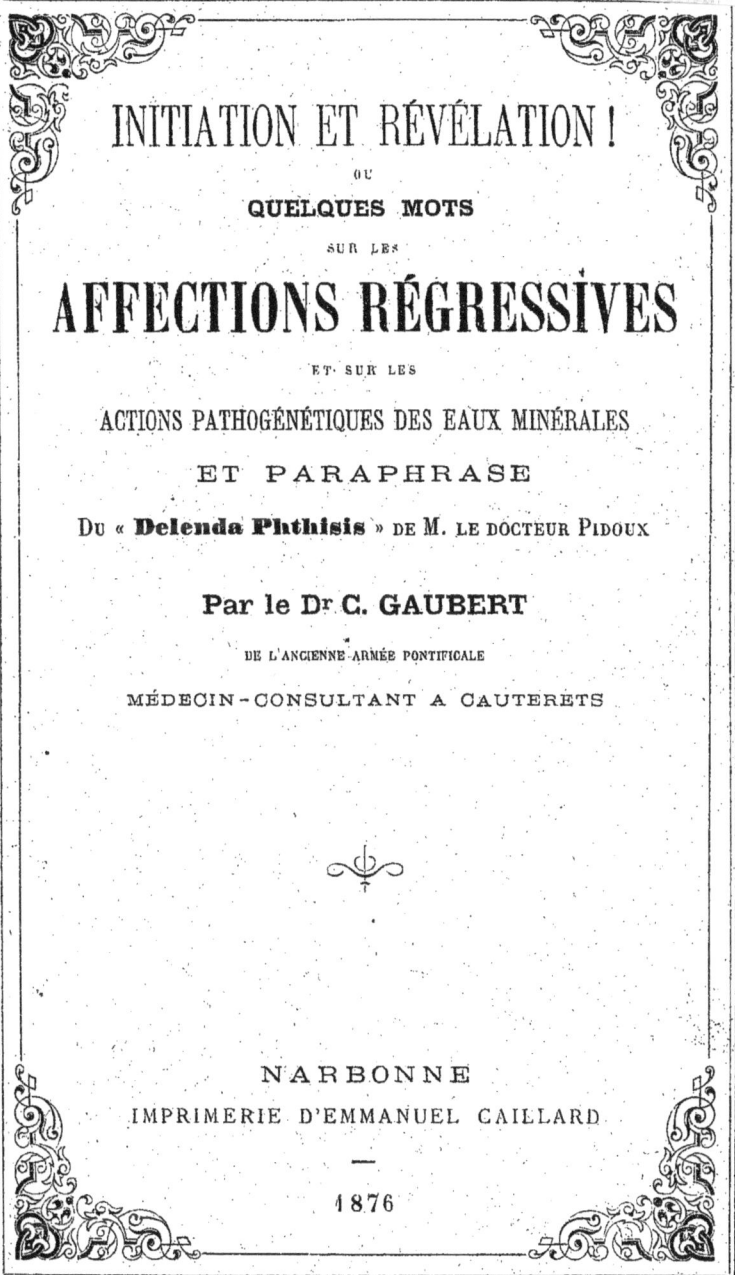

# INITIATION ET RÉVÉLATION !

ou

## QUELQUES MOTS

SUR LES

# AFFECTIONS RÉGRESSIVES

ET SUR LES

## ACTIONS PATHOGÉNÉTIQUES DES EAUX MINÉRALES

## ET PARAPHRASE

Du « **Delenda Phthisis** » DE M. LE DOCTEUR PIDOUX

## Par le Dr C. GAUBERT

DE L'ANCIENNE ARMÉE PONTIFICALE

MÉDECIN-CONSULTANT A CAUTERETS

NARBONNE

IMPRIMERIE D'EMMANUEL CAILLARD

—

1876

# INITIATION ET RÉVÉLATION !

OU

## QUELQUES MOTS

SUR LES

# AFFECTIONS RÉGRESSIVES

# INITIATION ET RÉVÉLATION !

ou

## QUELQUES MOTS

SUR LES

# AFFECTIONS RÉGRESSIVES

ET SUR LES

## ACTIONS PATHOGÉNÉTIQUES DES EAUX MINÉRALES

## ET PARAPHRASE

DU « **Delenda Phthisis** » DE M. LE DOCTEUR PIDOUX

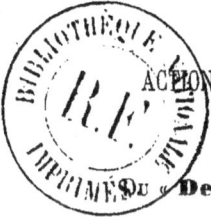

## Par le Dr C. GAUBERT

DE L'ANCIENNE ARMÉE PONTIFICALE

MÉDECIN-CONSULTANT A CAUTERETS

NARBONNE

IMPRIMERIE D'EMMANUEL CAILLARD

—

1876

# AVANT-PROPOS

Pendant près de vingt ans nous avons fréquenté les eaux minérales, d'abord pour nous guérir, ensuite pour conserver une santé reconquise, enfin pour guérir nos semblables.

Dans les nombreuses stations où nous avons séjourné nous avons toujours été frappé de l'inintelligence et de l'incohérence avec lesquelles la plupart des malades se servent d'un incomparable remède. Comme s'ils étaient plongés dans d'épaisses ténèbres, tantôt ils s'irritent d'une lenteur qu'ils ne comprennent pas, tantôt ils se précipitent et aggravent leur situation, et en fin de compte se désespèrent après avoir gaspillé et le temps et l'argent.

Les médecins font partout tout ce qu'ils doivent et tout ce qu'ils peuvent. Mais, que pourrait faire un écuyer, quelque excellent qu'on le suppose, qui voudrait gouverner vingt ou trente coursiers impatients, pleins de feu et tous complétement aveuglés ! la plus sûre et la meilleure des habiletés ne serait-elle pas de dissiper les ténèbres et de faire cesser les émotions et les épouvantements de l'inconnu ?

Nous avons toujours pensé que chaque malade devait être initié et à la maladie et au remède, à la génération de l'une et aux actions pathogénétiques de l'autre, à toutes les nécessités et à toutes les péripéties de la médication. Nous avons toujours pensé que chaque malade devait être et pouvait être pour son médecin un aide instruit et dévoué, capable de le suppléer dans les détails imprévus d'un traitement le plus souvent long, capable surtout d'en comprendre les instructions et de les suivre avec intelligence et avec intérêt.

Comment se passionner pour ces admirables et merveilleuses actions qui vont se développer sous l'influence des eaux si l'on n'en soupçonne pas même l'existence ? Comment doucement et patiemment les solliciter, adroitement et avec ténacité les entretenir

si l'on n'en connaît ni l'importance, ni la signification?
Comment passer d'une eau minérale à une autre, de
l'activité au repos pour revenir encore à la lutte,
lutter toujours et longtemps si l'infortuné malade
n'en voit pas l'absolu besoin pour affaiblir et abattre
l'ennemi et l'anéantir?

C'est pourquoi nous avons publié ces quelques
mots sur les affections régressives, sur les actions
pathogénétiques des eaux minérales et paraphrasé
un passage d'un des plus grands praticiens de notre
époque sur la Phthisie. Aussi bien il serait temps
de s'attaquer avec ensemble et tous ensemble à ces
maladies qui sont l'opprobre de l'espèce humaine
et que l'apathie des uns et le découragement des
autres n'ont que trop perpétuées jusqu'à ce jour.

DOCTEUR C. GAUBERT.

## PREMIER AVIS.

« Lorsque les malades se trouvent rendus aux eaux qui leur ont été indiquées, ils ne doivent point en commencer l'usage avec trop de précipitation ; ils doivent se livrer durant quelques jours au repos et se délasser préalablement d'une route qui a été trop fatigante pour leurs organes. D'ailleurs n'y a-t-il pas quelquefois des remèdes préparatoires dont on ne saurait s'affranchir sans inconvénient ? » (ALIBERT).

## DEUXIÈME AVIS.

« Les gens faibles de caractère, les imbéciles d'esprit, n'ont véritablement pas de chance de guérison
dans les maladies graves : on ne peut pas leur faire
comprendre la gravité de leur état ; ils font tout ce qui
leur plaît, se passent tous les caprices du moment, et
souvent regardent le médecin ami qui tâche de les
éclairer et de les guider comme un tyran qu'il faut
tromper et induire en erreur. Je le répète, ces personnes n'ont pas la moindre chance de guérison.
Elles n'ont pas assez de bon sens pour suivre les
conseils qu'on leur donne, ou pour saisir la main
secourable qu'on leur tend en toute amitié et sym-
pathie. Elles ne veulent sacrifier ni les plaisirs, ni
l'argent, ni l'ambition, pour tâcher de ressaisir la
vie qui leur échappe.

« En un mot, je regarde un esprit faible, vacil-
lant, indécis, ou une appréciation exagérée des
jouissances et des possessions de la vie, comme un
élément de pronostic aussi défavorable qu'aucun.
De telles conditions mentales rendent la guérison
presque impossible, quelque favorable que soit le cas
sous d'autres points de vue.

« Le combat pour la vie, sans aucun doute, ne
peut pas être livré par les pauvres avec des chances
de succès aussi bien que par ceux qui se trouvent
dans une position sociale plus avantageuse; il y a
toutefois, même pour eux, des chances de guérison
s'ils font tout ce qu'ils peuvent. » (D<sup>r</sup> J.-H. Bennet.)

# INITIATION!

Il est absolument impossible, dans la généralité des cas qui relèvent des eaux minérales, de bien concevoir un traitement et de le suivre logiquement et avec profit si on n'a pas au préalable une idée nette des affections régressives d'une part, et des actions pathogénétiques de ces eaux minérales d'autre part. Cette idée nette, claire, précise, que nous jugeons être indispensable, ressortira, nous l'espérons, des explications que nous avons l'honneur d'offrir à nos lecteurs et de recommander à leur bienveillante attention.

Disons d'abord ce que c'est qu'une diathèse. C'est une disposition héréditaire ou acquise à produire un principe morbide qui par intervalles se déchargera sur tels ou tels systèmes de tissus ou d'organes, selon l'espèce. Il importe de noter 1° que tant que la disposition existera, le besoin de cette décharge intermittente sera invincible, incoercible et 2° que la vie sera dans un danger médiat ou immédiat, dès que l'explosion critique ne se fera plus sur les tissus de prédilection.

Nous devons ajouter, à titre de corollaire, que la diathèse peut s'épuiser ou, ce qui est bien différent, dégénérer dans l'individu et dans la famille. Cette dégénération, cette incapacité pour les efflorescences naturelles ou critiques est la cause d'une dyscrasie, d'une infection humorale diathésique qui, à son tour, sera la source et le point de départ des maladies les plus variées et les plus graves.

Maintenant supposons un goutteux ( l'exemple n'est pas des plus communs mais il est des plus simples et facile à suivre) qui veut se débarrasser de sa goutte, non pas en vivant comme ceux qui ne l'ont jamais, mais en en atténuant ou dérivant les accès à la fois douloureux et salutaires au moyen de ces ingrédients divers, pilules, teintures, vins, dits anti-goutteux. Les explosions critiques si redoutées diminueront en effet ou s'éloigneront et notre malade commencera à s'applaudir d'avoir échappé à si bon compte à l'une et à l'autre servitudes également hostiles, la servitude de la douleur ou la servitude d'un régime sévère et d'un travail exclusivement corporel ; mais l'illusion ne sera pas de longue durée.

Une irritation sourde et indéfinie se fera bientôt sentir, les digestions deviendront de plus en plus laborieuses, une teinte blafarde envahira l'enveloppe cutanée, les forces s'affaisseront et nous pourrons voir enfin tous les symptômes d'une infection goutteuse. Cette dyscrasie oscillera peut-être quelque temps encore dans les humeurs, tantôt poussée vers ses voies de prédilection par les puissances de conservation, tantôt repoussée par une médication insensée vers ces mêmes puissances qu'elle finira par vaincre, stupéfier ou anéantir.

Que si le molimen dyscrasique, au lieu de foudroyer le cœur ou le cerveau, se porte sur le poumon et par des décharges successives, nous aurons, après quelques préliminaires catarrhaux et congestifs, la tuberculose pulmonaire goutteuse c'est-à-dire une affection régressive. (La tuberculose goutteuse, assez rare chez les ascendants qui ont connu la goutte franche, est plus fréquente chez les descendants qui n'héritent souvent que d'une goutte dégénérée).

Ainsi les affections régressives sont engendrées par des rétrogressions sur des tissus et sur des organes de produits diathésiques déviés accidentellement ou naturellement de leur champ propre de dépuration. Ces affections peuvent revêtir toutes les formes, dans l'individu et dans la famille, depuis celles de la simple névralgie et de la couperose jusqu'à celles de la Phthisie et du Cancer.

Cette première partie de nos explications étant bien comprise, nous passerons à la seconde, des actions pathogénétiques des eaux minérales.

« Arcana Dei, miraculis plena.»

Sans insister sur ce qu'il y a de mystérieux dans l'existence de ces eaux, dans leur composition qui ne comprend que des éléments bienfaisants, dans la constance de leur constitution, dans le caractère du calorique qui leur est propre, faudra-t-il bien cependant s'émerveiller devant cette action tout à la fois excitante, révulsive, dépurative et reconstituante qu'elles possèdent et qui répond à toutes les nécessités de la médecine! Pour des hommes de la valeur et de l'honnêteté professionnelle d'un Bordeu, d'un Hufeland, elles auraient en outre des propriétés électives surprenantes, « véritables Protées qui savent toujours parvenir au but que la nature a en vue, quand elle n'a pas été définitivement vaincue par la force

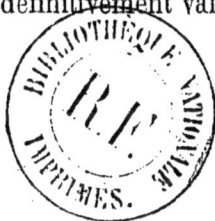

du mal. » Les vertus des eaux minérales nous ont toujours paru être telles qu'elles suffiraient à toute tâche, quelque grande qu'elle fût, si on les connaissait mieux et si surtout on s'en servait mieux. (Il ne nous est plus possible de croire à bien des incurabilités tant qu'une ou plusieurs médications minérales n'auront pas été scientifiquement employées.)

Mais que de mauvaises habitudes à déraciner, et que de préjugés à combattre touchant l'opportunité, la saison, le lieu, la quantité et la durée; que de changements à faire dans la conduite désordonnée et désastreuse de nos baigneurs modernes! qui est-ce qui se souvient qu'il est dans un sanctuaire de la santé où il n'aurait dû entrer qu'avec recueillement et où, loin du bruit, des agitations vaines et des assujettissements de la foule, il ne devrait avoir qu'une préoccupation, celle de la fièvre médicatrice, expression d'une mêlée générale entre tout ce qui veut la vie et tout ce qui veut la mort? Même dans ce bruit et dans ces intempérances (à la mode depuis l'envahissement des stations minérales par les oisifs et les désœuvrés) ce n'est que quinze jours qu'on accorde généralement pour se dépouiller du vieil homme; les plus charitables vont jusqu'à vingt-et-un!

Et « nonobstant toutes les choses contraires à ce » elles font encore des cures admirables, ces eaux dont Alibert disait qu'elles étaient le témoignage d'une Providence qui se mettait en sollicitude pour nous procurer un grand bien et une preuve toute spéciale de sa bonté rivalisant avec sa puissance !

Tout-à-l'heure nous avons prononcé le mot de fièvre médicatrice : qu'entend-on par là ? C'est le réveil de ce que Bichat appelait les forces végétatives latentes et de ce que les anciens appelaient les forces centrifuges. Cette fièvre médicatrice, cette excitation minérale réparatrice doit, non pas s'ajouter à la fièvre pulmonique ou autre, mais se placer parallèlement à côté ; elle doit venir pénétrer, animer, désenchaîner les puissances de conservation sans irriter des humeurs et des organes irritables depuis leur contamination par le produit septique ou diathésique et toujours prêts à entrer dans une conflagration générale. Ce sera sous l'influence de cette excitation graduée, progressive, patiente, intelligente, alimentée et soutenue tantôt par une eau minérale tantôt par une autre, selon le besoin, qu'on verra se dérouler le tableau des actions pathogénétiques que nous avons annoncées.

Nous aurons dès le début une tension dans l'appa-

reil circulatoire, artères et veines, et dans l'appareil
lymphatique, la peau prendra une teinte plus vive
et une chaleur moins sèche et moins âcre, la physio-
nomie du malade deviendra plus ouverte, les symptômes locaux eux-mêmes, à l'allure moins spéciale
et plus franche, annonceront que le travail réparateur
est commencé.

Ce qu'on ne saurait trop retenir c'est qu'à chaque
phase, à chaque moment de ce travail, l'excitation
peut devenir de l'irritation et celle-ci empêcher ou
arrêter les éliminations qui seraient la résolution de
la maladie ou, ce qui est pire, transformer notre
remède excitant en un élément d'inflammation et de
destruction.

Les éliminations se dessinent, elles se feront par
une seule voie ou par chacune des voies successive-
ment ou par toutes les voies de dépuration à la fois,
les reins, le foie, les muqueuses intestinale et pulmonaire, la peau : les appareils musculaire et nerveux et
le moral lui-même, partageant l'excitation générale,
pourront contribuer à notre résolution.

Il y aura des éliminations qui seront plus véritablement critiques que d'autres, par exemple, des sueurs
poisseuses et à odeur hircine chez tel individu, des

matières alvines à odeur bilieuse chez un autre, à odeur putride chez un troisième, une expectoration abondante avec une couleur, une odeur et une saveur particulières chez tels autres, des sédiments urinaires blancs ou rouges ou noirs, des calculs de natures et d'origines diverses, etc., etc... Il y aura aussi, si le médicament n'est pas celui du moment ou du tempérament ou de l'idiosyncrasie ou de l'âge ou du sexe, des éliminations ou inutiles ou fausses ou aggravantes.

Il y aura enfin des éliminations qui ne seront plus seulement des dépurations mais qui entraîneront à leur suite des produits diathésiques rétrogressés ou rétrogradés disparus depuis longtemps de leurs tissus de prédilection, soit par le fait d'une dégénération dans l'individu ou dans la famille, soit par le fait d'un traitement insensé ou absurde.

La revivification et une localisation propre à chaque diathèse seront le couronnement de la médication et le triomphe de l'art.

Il nous reste à souhaiter aux personnes qui auront lu ces quelques mots sur les Affections régressives et sur les actions pathogénétiques des eaux minérales de bien se souvenir que ce ne sera pas par des remèdes, dits spécifiques, qui flattent leur impatience et leurs désirs (et ne servent que trop souvent de prétexte à l'instabilité et au caprice) ou par des traitements que l'engouement du jour fait commencer et que le dégoût du lendemain fait rejeter qu'on viendra à bout de maladies constitutionnelles, profondes, *totius substantiæ*, invétérées, vieilles quelquefois de plusieurs générations, mais seulement par des médications minérales, parce qu'elles seules sont puissantes et profondes aussi, médications qui devront être bien ordonnées, patientes et tenaces, tenaces comme le mal : *qui naturæ non obtemperat, naturæ non imperat.*

Nos maladies, en général, ne naissent que de nous et par nous.

« Les maladies aiguës seules ont le ciel pour au-« teur. »

« L'épine métaphorique » des maladies, en géné-

néral, est constituée par un produit diathésique dévié
occasionnellement ou naturellement de ses tissus de
dépuration.

Les eaux minérales seules peuvent prévenir, arrêter ou guérir les maladies chroniques parce qu'elles
seules s'adressent à l'ensemble de l'organisme, en
modifient à la fois les diverses fonctions, pénètrent
jusqu'aux actions les plus intimes de la nutrition et
s'y confondent avec la nature elle-même.

Leurs procédés sont les procédés mêmes de la
nature.

Avec un emploi plus judicieux et persistant des
eaux minérales, l'espèce humaine s'affranchirait de
cette multitude de maladies qui l'affligent, la tortu-
rent et la déciment.

Les diathèses franches relèvent principalement de
la diététique.

Les diathèses dégénérées relèvent à la fois de la diététique qui seule peut épuiser une diathèse et des eaux minérales qui, agissant comme une seconde nature, repoussent et fixent les efflorescences critiques (fatales quand elles sont déviées) sur les tissus déjà choisis par cette nature, affaiblie, paralysée ou enchaînée dans les diathèses dégénérées.

Les eaux minérales étant comme une « nature coulante » c'est-à-dire de la santé et de la vie, un état bien organisé devrait avoir le monopole de ces eaux pour les mettre à la portée de tout le monde.

Les géologues ont essayé d'expliquer l'origine et la formation des eaux minérales ; mais leur composition, la constance de leur constitution, le caractère de leur calorique, leur perpétuité à travers les siècles seront toujours au-dessus des explications et des lumières des géologues.

Quelque héroïques que soient les eaux minérales

il ne suffira pas toujours d'en prendre à de certaines époques et comme en se jouant. Bien des malades au contraire sont condamnés à un traitement minéral pendant des mois entiers, des années entières. La vie sera à ce prix, de même que pour des millions d'êtres humains le pain de chaque jour ne sera que le prix d'un travail incessant et sans relâche : misère pécuniaire d'un côté, misère vitale de l'autre. Passe encore si le travail était toujours facile et gai et si le remède n'excédait pas les ressources; mais il en est ainsi et malheur à qui faiblira dans la lutte tant que la lutte sera nécessaire.

Avec une conception nette des affections régressives et des actions pathogénétiques des eaux minérales, l'emploi de ces eaux sera facile , attrayant même. Le malade pourra en suivre les effets, assister aux péripéties diverses de la médication, entrevoir le résultat final et se consoler à l'avance de ses sacrifices et de ses efforts.

Les eaux minérales agissent de deux manières ;

tantôt, et c'est le cas le plus commun, elles réveillent la nature opprimée, elles la soutiennent et l'excitent à reprendre les éliminations, les dépurations et les reconstitutions interrompues ; tantôt elles s'ajoutent directement à cette nature pour en doubler, en quintupler s'il le faut les facultés vitales : comme une huile merveilleuse elles rallument le flambeau de la vie qui ne donnait que des lueurs pâles et à demi éteintes.

C'est à la suite de ces étonnants phénomènes, de ces phénomènes surnaturels que les anciens élevèrent des autels et des sanctuaires où ils venaient tour à tour implorer ou remercier la divinité qui présidait à la source miraculeuse.

Ces asiles, réservés pour le recueillement, les invocations et les actions de grâces, ont disparu. Une invasion ....... de gens bien portants est venue, bouleversant de fond en comble l'ancienne économie des stations minérales, portant le renchérissement de tous les côtés, encombrant et obstruant tous les passages, s'emparant des meilleures places et ne laissant aux malheureux malades qu'une installation médiocre ou horriblement onéreuse.

Et comme pour ajouter aux difficultés du jour, malades et bien portants arrivent dans le même mois, dans la même semaine pour repartir tous ensemble. Eh! qu'importe le beau temps aux premiers! C'est de l'opportunité morbide qu'ils devraient se préoccuper exclusivement ! Les routes seront plus belles, le ciel plus serein, le voyage plus commode, la compagnie plus nombreuse, mais sera-t-il facile dans ces deux mois de juillet et d'août si ardemment souhaités, de faire naître et de maintenir longtemps, sans propager l'incendie tout autour, cette fièvre médicatrice sans laquelle on ne peut rien?

C'est l'automne au contraire qui devrait être préférée pour les grandes médications minérales en particulier, l'automne époque de rémission, de calme, d'alanguissement pour les maladies comme pour tout ce qui vit, l'automne et la première moitié de l'hiver.

Nous avons déjà donné une idée de la fièvre médicatrice. Le point important, essentiel c'est que cette
fièvre se développe parallèlement à la fièvre morbide
et qu'elle ne se confonde jamais avec elle. Sinon tout
est à refaire ; trop heureux alors si on s'est arrêté à
temps et si on n'a pas aggravé l'état du malade.

Une fois la nature remontée et remise en possession de son ancienne autorité et de sa puissance sur
les divers organes de dépuration et de reconstitution,
il ne suffira pas d'alimenter seulement la fièvre médicatrice, il faudra aussi surveiller les dispositions,
les capacités, les susceptibilités et les défaillances de
ces organes. Souvent il faudra peser plus sur l'un
que sur les autres ou passer alternativement des uns
aux autres ou enfin faire halte et prendre du repos.

Car on arrivera rarement tout d'une traite jusqu'au
but. Il va sans dire que nous n'avons pas en vue, en
parlant ainsi, ces affections superficielles, de date
récente et qui ne sont qu'un jeu pour les eaux minérales, mais ces affections anciennes, profondes, de

toute la substance et qu'il faut absolument arrêter ou guérir si on ne veut pas en mourir.

Nous n'oserons pas affirmer que toutes les maladies réputées graves ou incurables ne sont que des affections régressives; mais notre conviction est qu'elles ne sont pas autre chose. On compte par milliers les tuberculoses guéries par les eaux minérales; on compte déjà par centaines les cancers d'estomacs

Ce que nous redoutons le plus ce n'est pas la maladie, c'est le malade.

Toutes les eaux minérales étant excitantes, révulsives, dépuratives et reconstituantes, quoique à des degrés inégaux, leurs procédés à toutes étant les procédés mêmes de la nature, le plus important est de savoir s'en servir. L'expérience, le temps et des appropriations successives ont consacré des spécialisations que tout le monde connaît; cependant il faut savoir que, même dans ces spécialisations correctement indiquées, on rencontre assez souvent des idiosyncrasies, des hostilités organiques insurmontables.

Heureusement que partout aujourd'hui on peut se procurer les meilleurs types des cinq grandes divisions minérales : l'alternance en boisson a rendu plus d'une fois de grands services. Bien des malades désespérés de repousser invinciblement une eau qui leur avait été conseillée et tant vantée ont été ramenés ainsi à la confiance et à l'espérance.

La plupart des eaux minérales se conservant parfaitement en bouteille, les malades qui seront retenus chez eux pourront y suivre un traitement presque aussi bienfaisant qu'à la source même. Les eaux minérales en bouteille et les bains minéraux artificiels pourront également remplacer l'hibernation dans des climats plus doux pour les personnes qui n'auront ni assez de loisirs, ni assez d'or pour fuir la saison des frimas.

La question de la dose des eaux minérales a préoccupé tous les malades, les pires (si on veut bien nous passer cette expression) et les meilleurs, les extravagants comme les plus sages ; mais, à l'exception de ceux qui ne peuvent pas faire autrement ou de ceux qui en ont déjà pâti, bien peu se conforment à la prescription du médecin. Et bientôt « l'excitation devenant de l'irritation, celle-ci empêche ou arrête les éliminations qui seraient la résolution de la maladie ou, ce qui est pire, transforme notre remède excitant en un élément d'inflammation et de destruction. » Alors tout est à recommencer ou le malade s'en retourne comme il était venu.

Ce n'est pas à la quantité d'eau qu'on peut avaler qu'il faut prendre garde, c'est au travail d'élimination, de dépuration et de reconstitution qui va suivre. On a bien soin quand il s'agit de l'arsenic de veiller soi-même à l'exiguïté de la dose : que n'en fait-on autant pour les eaux sulfureuses, par exemple? Le dosage est aussi important dans un cas que dans l'autre.

En général, le minimum peut-être représenté par une cuillerée à bouche d'eau sulfureuse coupée avec deux ou trois fois autant de lait, prise le matin et le

soir et concurremment avec un bain de pied : le maxi-
mum du début peut se composer d'un bain entier
d'un quart d'heure suivi d'un demi-verre d'eau coupée de lait également ; avec autant de boisson le soir,
si le régime est bien ordonné.

On n'a pas d'idée dans le public de la puissance
et de l'activité des eaux minérales. Nous-même nous
nous sommes fourvoyé plusieurs fois pour notre
propre compte ; c'est assez de dire que nous sommes
suffisamment édifié à ce sujet.

Nous n'insisterons en ce moment ni sur les inha-
lations, ni sur les gargarisations. Nous nous borne-
rons à dire que ces dernières ne doivent consister
qu'en quelques gorgées d'eau minérale projetées
vivement au fond de la gorge et aussitôt rejetées.
Nous ajouterons, au risque d'étonner quelques-uns
de nos lecteurs, que les gargarisations ne doivent être
employées qu'après que la fièvre médicatrice aura été
complétement établie : alors seulement on pourra
solliciter les organes gutturaux à entrer plus particu-

lièrement dans ce grand et général mouvement de régénération qui vient de commencer. Aurait-on cru que l'eau minérale agirait directement et à la façon de nos réactifs chimiques ?

Les malades disent souvent beaucoup de mal des médecins ; qu'avec plus de raison les médecins pourraient en dire de leurs clients ! Où sont-ils ces malades qui ont, non pas de l'intelligence, de l'esprit, de la sensibilité, de la reconnaissance, toutes choses qui font qu'on les aime malgré qu'on en ait, mais du sens commun, le simple sens commun ? Les maladies n'étant le plus souvent qu'un produit, une excrétion d'une dyscrasie humorale, ce sens commun leur montrerait la nécessité d'épuiser d'abord cette dyscrasie, la nécessité de refaire la crase des humeurs et la nécessité de la patience, de la docilité et du temps, de beaucoup de temps.

Le temps, hélas! qui n'en donnerait pas quand il nous échappe sans retour!

« *Delenda  Phthisis.* »

D'après les travaux les plus récents et les plus
complets qui ont été faits sur la mortalité dans les
différentes nations, la France, pour mille personnes
décédées, à tout âge et dans les deux sexes, compte
cent dix poitrinaires : le chiffre annuel de nos décès
étant de neuf cent cinquante mille, nous perdons
année commune cent cinq mille poitrinaires. Si on
ne prend que cette période de la vie qui n'est comprise qu'entre l'âge de quinze ans et celui de trente-
cinq, pour mille personnes décédées, dans les deux
sexes, nous comptons quatre cents poitrinaires.

Les autres nations sont aussi éprouvées ; quelques
unes le sont même davantage.

On ne saurait donc assez rappeler que la Phthisie
est devenue une calamité sociale , qu'elle constitue à
elle seule un abominable fléau, que ni la peste, ni le
choléra , ni toutes les autres maladies contagieuses
ensemble n'ont jamais fait autant de victimes, que ce
fléau est toujours présent et agissant et qu'il est chaque jour plus menaçant.

On ne saurait également assez rappeler que la plus
générale et la plus féroce des maladies est cependant
une de celles qu'on pourrait le plus facilement éviter
et que toute sa fréquence et sa perpétuité ne provien-
nent que de notre ignorance, de notre incurie, de
nos imprudences.

Un grand médecin, le premier Phthisiologiste de
notre époque , M. le docteur Pidoux , dans des
ouvrages aussi profondément pensés que magnifi-
quement écrits, l'a déjà dit, « on peut, par conséquent
on doit supprimer la Phthisie, *delenda Phthisis.* »

Et en réalité la Phthisie n'offre aucun des caractè-
res qui forment la gravité et la léthalité des maladies,
à savoir : la spécificité, la contagiosité et l'hérédité
proprement dite.

La spécificité c'est l'origine inconnue, mystérieuse d'une maladie, origine qui n'est particulière et propre qu'à cette maladie, exclusive de tout autre et qui exige la découverte d'un remède particulier, spécifique que le hasard seul peut révéler ou le génie d'un homme inventer. La spécificité est un élément fâcheux et redoutable car, comme le sphinx de la fable, elle peut dévorer des milliers d'individus en attendant qu'un nouvel Œdipe ou qu'un nouveau Jenner ne devinent ou ne domptent le monstre.

Dans la Phthisie, rien que des origines, des causes communes, vulgaires, ce sont : l'insuffisance de la nourriture, de l'exercice, de l'air pur, du soleil, les excès de toute sorte, la tristesse, le froid et les refroidissements, c'est-à-dire tout ce qui appauvrit la nutrition et diminue, compromet, altère les mouvements centrifuges ou de dépuration ; ce sont surtout ces multiples affections de nature athritique, strumeuse, herpétique, syphilitique, etc., qui dégénèrent souvent et rétrogressent dans l'individu et dans la famille ou qu'on veut follement blanchir et masquer, dont on comprime et repousse les produits dyscrasiques qui tombent alors sur l'organe le plus ténu, le plus délicat, le plus surmené et le transforment en un émonctoire destructeur et fatal.

Le poumon transformé en un émonctoire! nous
recommandons cette expression nouvelle qui fait
image. Pour en mieux marquer la portée nous ajouterons que la race andalouse, des plus belles et des
plus vigoureuses mais entachée du vice dartreux,
paie un large tribut à la Phthisie depuis qu'elle a
renoncé au traditionnel émonctoire artificiel. Non
pas que le cautère suffise à tarir ou guérir la diathèse herpétique ; néanmoins il préservait d'une
atteinte mortelle les organes centraux, le poumon en
particulier, qui est le plus irritable et le plus inflam-
mable de tous.

Quant à la contagiosité, elle n'existe pas davantage.
Un novateur a essayé dans ces dernières années de
prouver, par des expérimentations trop cherchées et
trop voulues, une contagion dont on ne parlait plus
dans aucune école. Si la Phthisie avait été contagieuse
on n'en disputerait pas, pas plus qu'on ne dispute sur
la contagiosité de la variole, de la scarlatine, du croup,
de la coqueluche ; et la terre serait près d'être dépeu-
plée. Que l'on considère avec nous que l'imprégnation
contagieuse n'a besoin ni de quantité ni de temps,

qu'un atôme suffit et que son action est aussi rapide
que la pensée ; que l'on considère en outre que la
maladie dont il s'agit est aussi ancienne que le monde,
horriblement fréquente, que ses évolutions sont lon-
gues, ses productions purulentes et miasmatiques
abondantes et pénétrantes et qu'elle exige les soins et
les contacts les plus assidus.

Si encore on nous disait à quelle page des annales
de la médecine on peut lire le nom d'un seul médecin qui ait contracté la Phthisie avec ses malades?
si on nous donnait la liste des époux et des épouses
qui ont été victimes de leur dévouement; si on
nous donnait la liste des mères? mais rien que des
expérimentations, le scalpel à la main ; rien de clini-
que. Exigerait-on que dans cette dégénération générale ceux-là seuls qui soigneraient des phthsiques
fussent épargnés?

Infectieuse, elle l'est comme toutes les maladies
à effluves et de nature purulente, gangréneuse ou
septique.


L'Hérédité varie en intensité et en puissance. Nous
n'avons pas à donner ici le tableau des maladies qui

sont plus ou moins héréditaires; il nous suffira de
faire remarquer qu'on sait pertinemment que celles
qui sont le plus souvent accidentelles sont aussi celles
qui sont le moins héréditaires. Or, quoi de plus com-
munément accidentel que la Phthisie? Quelle maladie
a frappé des coups plus imprévus? N'avons-nous pas
tous les jours des exemples de son accidentalité chez
le riche comme chez le pauvre, chez le vieillard et
chez l'adulte comme chez l'adolescent? et ces milliers
de mobiles issus de parents longèves, partis bien
portants et rentrés poitrinaires dans leurs foyers,
qu'avaient-ils si ce n'est une Phthisie accidentelle?

L'hérédité est directe ou proprement dite quand
elle transmet le type primitif, amoindri ou non; elle
elle est indirecte si la maladie transmise dégénère à
mesure, devient protéiforme, tout en conservant le
même fonds diathésique, ce qu'il importe de ne pas
perdre de vue. Dans ce cas si la maladie n'est par
régénérée, revivifiée et pour ainsi dire remontée, par
un effort de la nature ou de l'art, à sa vivacité première, elle aboutit à la phthisie qui est la dernière
évolution et comme la dernière étape de la dégénération. C'est dans ce sens seulement qu'on pourrait
dire que la Phthisie est la plus héréditaire des mala-

dies puisque toutes les affections constitutionnelles et diathésiques dégénérées peuvent y conduire. Mais après la Phthisie elle-même, « il n'y a plus rien si ce « n'est cette faiblesse des forces radicales et cette « irritabilité pulmonaire qui en sont comme la base « et le fondement. »

On peut hériter indirectement de ses père et mère la Phthisie, on ne la transmet guère. Si l'on veut bien regarder autour de soi, et la chose en vaut la peine, on ne trouvera, à très-peu d'exception près, que des poitrinaires par hérédité indirecte.

Aussi on ne saurait trop s'élever contre l'espèce d'hérédité vulgairement comprise, tradition erronée, fataliste, funeste qui porte trop souvent à abandonner des malheureux à leur incurabilité prétendue et à les dévouer presque, comme dans l'antiquité, à un minotaure autrement insatiable et terrible.

Après avoir recommandé à l'attention du lecteur l'expression d'émonctoire pulmonaire, nous lui recommanderons également l'indication que nous venons de formuler, de revivifier, de remonter à leur vigueur première et partant de rappeler dans leur champ naturel d'actions et de dépurations les affections dégénérées.

« La Phthisie n'est pas une maladie qui commence mais une maladie qui finit. »

En résumé, la Phthisie n'est qu'une inflammation (*), d'origine le plus souvent diathésique, à marche généralement chronique, avec production de pus dans les parties profondes, interstitielles de nos organes, dans ce qu'on a appelé le tissu nourricier ou conjonctif, se localisant de préférence sur le poumon. Pourquoi de préférence sur le poumon? Comment déterminer et préciser l'essence même, le principe initial de cette inflammation, son épine métaphorique, selon une expression consacrée? en quoi consiste la Prophylaxie de la Phthisie? par quelles médications, quand elle existe, en attaquer et combattre les diverses formes ou variétés?

Hâtons-nous de dire qu'il a été amplement et victorieusement répondu à ces délicates et importantes questions par l'illustre médecin que nous avons déjà cité et nous répéterons, après lui, ces deux mots qui symbolisent aussi notre conviction et nos espérances « *delenda Phthisis.* »

# RÉVÉLATION !

(Avec un emploi plus judicieux et persistant des eaux minérales l'humanité s'affanchirait de cette multitude de maladies qui l'affligent et la déciment. )

« Il y a dans la constitution des maladies chroniques et héréditaires un principe essentiel qui les
sépare des maladiés aiguës par une différence de
nature autrement profonde que leur marche et leur
durée comparée.... elles ne sont pas éliminatrices de
leur propre cause... Cette cause ne persiste pas
indéfiniment identique à elle-même. Elle affaiblit et
dégrade le fonds organique et cette dégénération

engendre à son tour des altérations de plus en plus
misérables : et trop souvent on verra se développer
la phthisie. »

D<sup>r</sup> Pidoux.

« Depuis les temps les plus reculés on a reconnu
que les causes morbides générales ne produisent pas
les mêmes effets sur tous les individus. La raison de
cette différence ne peut évidemment se trouver que
dans la variété de la force médicatrice..... Cette force
tient stationnaires certaines prédispositions, en pro-
voquant des mouvements, des évacuations, des éruptions..... Cette même puissance parvient, en certaines
circonstances, à effacer des prédispositions bien
marquées.....

« La suppression d'un suintement habituel, d'une
petite plaie, d'un simple cautère, de quelques éruptions cutanées, de combien de suppurations viscérales
n'a-t-elle pas été la fatale cause? Pujol cite l'exemple
de plusieurs personnes prédisposées héréditairement
à la phthisie et sujettes à des éruptions diverses se
faisant irrégulièrement sur le front, sur le reste du
visage ou du corps ; le poumon resta sain tant que

ces éruptions se firent, mais quelques-unes d'entre ces personnes ayant voulu se défaire complétement de cette importune infirmité, elles tombèrent dans une phthisie incurable ; celles, au contraire, qui laissèrent l'éruption venir à son habitude, devinrent très-âgées, et, dans leur âge mûr, éruption et prédisposition à la phthisie, tout avait disparu.

« Rien n'est plus ordinaire que les prédispositions développées ou hâtées par la suppression d'une sueur habituelle et abondante des pieds..... Certaines manifestations dartreuses effacées sans précaution ont donné lieu à des hydropisies, à des rhumatismes localisés sur le cœur, etc..... Il peut arriver aussi que la force médicatrice n'agisse pas, étant empêchée par des circonstances tenant au milieu ou au sujet : le médecin doit alors éloigner ces circonstances, et la nature prend le dessus..... L'écoulement hémorroïdal peut tenir une foule de diathèses à l'état de simple prédisposition... »

D<sup>r</sup> EYMARD, thèses de Montpellier.

Le flux hémorroïdal est un des bénéfices les plus fréquents de l'administration prolongée des eaux minérales.

« Si la phthisie est plus fréquente aujourd'hui qu'elle ne l'était autrefois, sa plus grande fréquence ne pourrait-elle pas être due au préservatif de la variole ? les anciens n'auraient-ils pas eu raison de regarder celle-ci comme une fièvre dépuratoire ?...

« Le docteur Verdé de Lisle a publié une bro-chure, en 1839, dont le but est de prouver que le virus-vaccin dérange les fonctions de la circulation lymphatique et s'oppose ainsi à la sortie d'une humeur naturelle. Ce médecin appuie d'ailleurs sa proposition de faits qui donnent d'autant plus à ré-fléchir qu'ils ont plusieurs analogues dans la pratique de quiconque ne s'en laisse pas imposer par la crainte d'être en contradiction avec une opinion accréditée et généralement admise.

« Parmi les faits rapportés par M. Verdé de Lisle, le plus remarquable est celui de son propre fils qui, atteint de phthisie tuberculeuse bien constatée par l'auscultation, fut guéri par une variole que M. Verdé de Lisle lui fit contracter tout exprès, ayant lui-même observé que sa constitution s'était fortifiée à la suite de la même maladie, contractée en autop-siant un varioleux. Fouquet a consigné, dans son *Traité de la petite vérole*, un cas de guérison obtenue par Loob, à l'aide de l'inoculation, chez un enfant de douze ans tombé dans la démence et devenu en même temps noctambule, exténué par des sueurs froides continuelles : la guérison fut radicale, car l'enfant ne cessa depuis lors de jouir de la santé la plus robuste. Rœderer a vu également un enfant de trois ans, entièrement stupide, sans mouvement comme sans idée, né d'ailleurs d'une mère imbécile, guéri par l'inoculation. Et ces guérisons s'expliquaient par la fièvre dépuratoire qui suit la variole et que la vaccine est incapable de déterminer. »

C. CHRESTIEN, *thèse pour le professorat.*

« ..... J'ai recueilli tant de faits de plus en plus confirmatifs de l'antagonisme de la fièvre typhoïde et de la phthisie, qu'aujourd'hui je n'ai plus de doute à cet égard...... Je vois tous les jours les bronchopneumonies et les catarrhes bronchiques propres à la fièvre typhoïde, survivre longtemps à la résolution de tous les autres états morbides de cette grave pyrexie dans ce qu'on appelle sa forme pectorale. Les malades maigrissent. On perçoit des bruits mor-

bides disséminés et à grosses bulles quelquefois très-
retentissantes et comme métalliques, surtout si les
poumons ont gardé un peu d'infarctus lobulaire. J'ai
vu cet état persister plus d'un mois. Si, antérieure-
ment à la fièvre typhoïde, le sujet est affecté, comme
cela est fréquent, d'une susceptibilité catarrhale des
bronches marquée ; si à cet antécédent personnel
s'ajoute, ce que j'ai observé bien des fois, l'antécédent héréditaire d'un père ou d'une mère suspects
de tuberculose pulmonaire ou ayant déjà succombé
à cette maladie, on ne peut se défendre de la crainte
d'une phthisie imminente ou déjà commencée.

« Eh bien, j'avoue qu'après avoir éprouvé bien
des fois cette crainte, j'en suis depuis longtemps tout
à fait délivré lorsque des cas pareils s'offrent à mon
observation, car je ne l'ai pas vue se réaliser une
seule fois. Cependant les cas que je viens de signaler
se sont produits sous mes yeux plusieurs centaines de
fois dans l'espace de quarante ans.

« Que serait-il arrivé, si ces sujets, au lieu d'avoir
une fièvre typhoïde, avaient eu une rougeole ou une
coqueluche?..... Certes, la bronchite morbilleuse et
celle de la coqueluche ne paraissent pas affecter plus
profondément les bronches et les poumons que ne le

font les broncho-pneumonies de la fièvre typhoïde...
Il est vrai que la fièvre typhoïde est bien plus féconde
que les deux autres en phlegmasies disséminées qui
égalisent les actions morbides et les centres de
fluxion..... que la rougeole et la coqueluche sont
bien moins critiques et bien moins récorporatives
que la fièvre typhoïde, lorsque celle-ci se termine
franchement.

« Il est certain, en effet, que la fièvre typhoïde,
surtout quand elle prend la forme inflammatoire
putride et qu'elle se termine bien, est souvent une
occasion de métasyncrise et d'évolution salutaire
pour l'économie entière chez beaucoup d'adolescents
ou de jeunes gens, et que, comme le pense Syden-
ham, on dirait que son issue heureuse change heureusement la crase du sang, *ut sanguis in novam
diathesim immutetur.* S'il en était ainsi, on conce-
vrait qu'elle fût plutôt pour la nutrition un moyen
d'assainissement et de vigueur nouvelle que de dis-
crasie, d'appauvrissement et de dégradation.

« ..... La fièvre typhoïde éloigne la phthisie..... Je
n'hésiterais pas, si on pouvait inoculer cette fièvre
(dépuratoire aussi), à essayer de la transmettre artifi-
ciellement aux phthisiques d'un degré peu avancé. »

Dr PIDOUX. *(Études sur la phthisie.)*

Dans ce même ouvrage, qu'on ne saurait trop lire et méditer, M. le docteur Pidoux s'étend longuement sur les diverses maladies antagonistes de la phthisie. Ces maladies ne seraient-elles pas pour la phthisie les analogues de ces phlegmasies disséminées qui égalisent les actions morbides et les centres de fluxion dans la fièvre typhoïde ? ou mieux encore ne seraient-elles pas les épines ou produits déviés d'une diathèse dégénérée qu'un dernier effort de la puissance médicatrice repousse et dissémine loin de l'organe capital par excellence, le poumon ?

Les facultés dépuratoires des eaux minérales étant immenses comme leurs facultés reconstituantes ou récorporatives, l'humanité est donc en possession non-seulement d'une panacée pour ses maladies chroniques mais encore d'une panacée pour sa rénovation.

Mais chacun, en nous lisant, a pu comprendre et a pu se convaincre combien les neuvaines, les quinzaines et les vingt-et-un jours sont ridiculement insuffisants pour guérir des maladies invétérées ou pour prévenir les maladies graves en refaisant toute

la crase des humeurs. C'est pendant des mois entiers
et des années entières qu'il faudrait pouvoir suivre
les divers traitements minéraux. Grâce au monopole
de l'État (notre desideratum) une première question pourrait être résolue, celle de la médication
minérale générale à domicile, par une diminution de
la moitié ou même des deux tiers du prix du remède.
Cette diminution serait vitement compensée par une
formidable expédition de bouteilles sur tous les points
de la France : en outre toute cette eau qui se perd
serait utilisée. Tandis que le monopole répandrait ses
premiers bienfaits, les malades riches ou aisés, reve-
nant à une meilleure conception du traitement minéral, feraient des séjours moins écourtés dans les stations ; les saisons se prolongeant, les exigences des
logeurs, des maîtres d'hôtel, etc... seraient moins
écrasantes et moins meurtrières, les installations
moins spécieusement confortables, la nourriture et
les boissons surtout, vins, eau-de-vie, café et thé
moins étranges et moins hostiles souvent pour l'es-
tomac des baigneurs.

En attendant que l'État fasse ce qu'il aurait dû
faire depuis longtemps, les malades devraient mon-
trer plus de sens commun en ne demandant à cette

force médicatrice, à cette fièvre dépuratoire et ré-
corporatrice, à cette « vie coulante » que ce qu'elle
peut donner dans la mesure du temps : qu'on y
songe bien, qui plus de temps donnera, plus de vie
aura !

(*) On pourrait aussi définir la Phthisie, la stupéfaction et l'altération des propriétés nutritives du
tissu plasmatique ou conjonctif de nos organes par
un produit diathésique dévié qui agit comme un
poison septique. Cette stupéfaction et cette altération
amèneront un amaigrissement général et des productions hétérogènes, dans le poumon, de préférence,
sous la forme de tubercules celluleux et crus ou
caséeux.

Sous l'influence du même poison ou par suite de
la résorption de ces hétérogénies, de nature pyoïde,
des réactions et des inflammations se manifesteront
dans toute l'économie, réactions et inflammations
qui seront spéciales ou tuberculeuses.

Jusqu'ici le double but du traitement a été de reconstituer les forces et d'apaiser les symptômes quand ils sont trop menaçants. Mais apaiser n'est pas guérir; et quant à la reconstitution, par le régime, l'hygiène, le climat et tous les moyens médicamenteux connus, on ne l'a obtenue de la nature qu'alors que, peu opprimée, elle a pu suffire elle-même à arrêter le mal ou mieux à réparer les dégâts d'un mal épuisé. L'indication capitale et primordiale de dépurer, d'attaquer le poison septique (qui paralyserait tous nos efforts dans les cas graves), cette indication, croyons-nous, n'a pas été encore bien aperçue. On sait déjà, qu'à défaut des grandes fièvres dépuratoires et récorporatrices, nous avons sous la main des moyens tout aussi puissants, plus lents à agir, il est vrai, mais moins périlleux aussi.

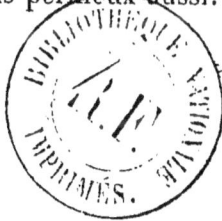

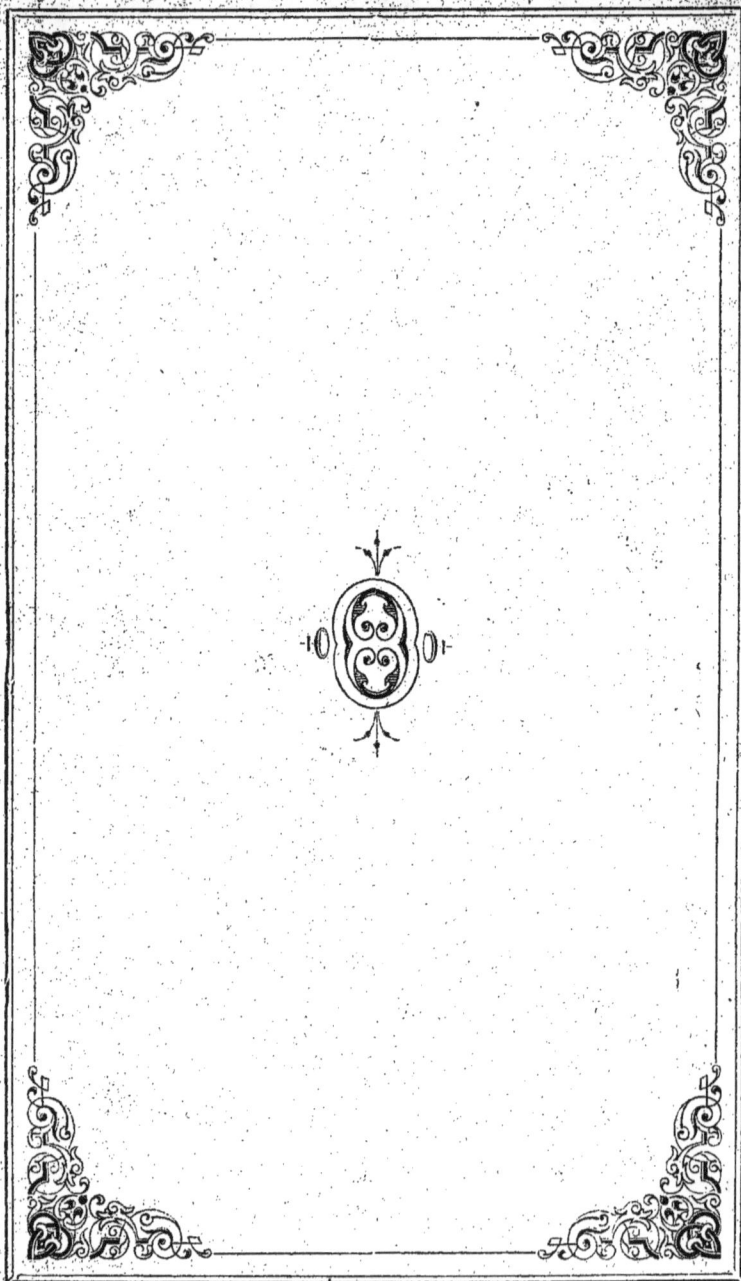

www.ingramcontent.com/pod-product-compliance
Lightning Source LLC
Chambersburg PA
CBHW050535210326
41520CB00012B/2580